DE LA

PROTÉINE FERRÉE

ET DE

SON EMPLOI EN MÉDECINE

MÉMOIRE

ADRESSÉ A LA SOCIÉTÉ DES MÉDECINS DU 2e ARRONDISSEMENT DE PARIS

PAR

P. LEPRAT

Pharmacien, ex-interne des Hôpitaux

Il ne suffit pas, pour produire la guérison des chlorotiques, d'introduire beaucoup de fer dans l'économie, comme quelques uns l'ont pensé; il faut offrir à celle-ci une combinaison de fer et de matières protéiques dans des proportions sagement combinées.

(BOUCHARDAT, *Rapport à l'Académie de médecine sur le fer réduit par l'hydrogène.*)

PARIS
CHEZ LEPRAT, PHARMACIEN
(Neveu et Successeur de FAYARD)
RUE MONTHOLON, 18

1855

MÉMOIRE

SUR LA

PROTÉINE FERRÉE

Le but que nous nous proposons dans ce mémoire est de chercher à mettre en évidence les avantages que l'on peut obtenir en médecine avec la Protéine ferrée, employée comme agent thérapeutique. Nous espérons pouvoir démontrer que le fer acquiert, par cette union, une action plus prompte et plus énergique; mais, avant, nous pensons qu'il peut être utile de dire quelques mots de la Protéine et du rôle qu'elle joue dans l'économie.

Les matières albuminoïdes des animaux et des végétaux, à part quelques réactions qui les individualisent, présentent dans l'ensemble de leurs caractères la plus grande uniformité; en outre, l'analyse élémentaire leur assigne une composition tellement semblable qu'on peut, sans erreur sensible, les regarder comme identiques.

Pour ces raisons, on considère depuis long-temps ces matières comme appartenant à la même famille; et, comme elles jouent un rôle principal dans l'organisme vivant, plusieurs chimistes et physiologistes distingués ont recherché la cause de ces ressemblances.

Mulder, après de nombreux et consciencieux travaux sur ce sujet, est parvenu le premier à nous donner la solution de cette question.

D'après ce savant chimiste, les principes albuminoïdes végétaux et animaux contiennent tous un élément organique fondamental renfermant tout le carbone, l'hydrogène, l'azote et l'oxygène de ces matières, dans des proportions constamment semblables, tandis que la quantité de soufre et de phosphore varie sans cesse suivant la nature même des substances albumineuses.

C'est cet élément fondamental que Mulder a nommé Protéine.

La Protéine est donc la partie active et essentielle de toutes les matières alimentaires; elle forme la presque-totalité de nos tissus, avec un ou deux équivalents de soufre ou de phosphore.

Dans les laboratoires de chimie on l'obtient, à l'état de pureté, en traitant convenablement la viande, les œufs ou le lait, qui la renferment en assez grande quantité.

Cette substance, si éminemment nutritive, a-t-elle été employée jusqu'à ce jour en médecine à l'état isolé? Nous en avons vu de bons résultats, et les succès que l'on a obtenus dans diverses circonstances font de la Protéine le médicament réparateur par excellence. Pour ne citer qu'un fait, nous dirons que M. le docteur Taylor, en Angleterre, l'a employée avec succès dans le traitement des scrofules chez plusieurs enfants.

Cet élément, que l'on trouve partout dans la nature, et qui, joint au fer, forme une grande partie du sang, doit jouer un rôle important dans l'économie au moment de la digestion et de la formation des globules sanguins.

Plusieurs physiologistes distingués ont longuement étudié cette question et jeté un grand jour sur les diverses transformations de la Protéine dans l'estomac et les intestins.

MM. Bouchardat et Sandras pensent, d'après leurs expériences, que les substances protéiques entrent d'abord en dissolution dans le suc gastrique même, et sont ensuite absorbées en grande partie par les radicules veineuses qui tapissent les parois de l'estomac.

M. P. Bernard admet également la dissolution de la Protéine dans le suc gastrique; seulement, suivant ce savant physiologiste, l'absorption, commençant dans l'estomac, se ferait surtout dans l'intestin grêle, à la partie supérieure duquel l'action de l'acide gastrique et de son ferment se continue.

M. J. Béclard conclut, d'après ses recherches sur ce sujet, que le sang de la veine porte est formé, d'un côté, par un sang plus riche en Protéine (matière protéique dissoute par le suc gastrique ou albuminose de M. Miahle, provenant de l'absorption faite directement par les organes digestifs), et d'un autre côté par un sang plus riche en sérum revenant de la rate.

Cette observation a une grande importance, parce qu'elle précise bien le moment de la formation des globules du sang. En effet, les matières protéiques en dissolution dans le suc gastrique arrivent dans la veine porte en même temps que le sang, qui revient de la rate riche en sérum. De ce contact naît un précipité qui, d'abord inerte, ne tarde pas, d'après l'hypothèse de

M. Quevenne, à s'organiser sous l'influence des forces vitales et à former les globules sanguins, qui son ensuite entraînés dans le torrent de la circulation.

La Protéine, comme on le voit, se répand dans toute l'économie et y porte ses propriétés réparatrices; une telle substance doit donc devenir, dans certains cas, un médicament précieux à employer.

Il est facile de déduire des faits qui précèdent quelle valeur doit avoir la Protéine ferrée dans la thérapeutique. En effet, sous l'influence de la Protéine, le fer, une fois ingéré dans l'estomac, se dissout plus facilement dans le sel gastrique; il est plus rapidement absorbé par les radicules veineuses de l'estomac et de la partie supérieure de l'intestin grêle, et il se trouve immédiatement dans les conditions les plus favorables à la reproduction des globules du sang.

A l'appui de ce que nous avançons, nous citerons le passage suivant, tiré d'un rapport de M. le professeur Bouchardat à l'Académie de médecine sur le fer réduit par l'hydrogène : « Il ne suffit pas, dit-il, pour produire « la guérison des chlorotiques, d'introduire beaucoup « de fer dans l'économie, comme quelques uns l'ont « pensé; il faut offrir à celle-ci une combinaison de fer « et de matières protéiques dans des proportions sage- « ment combinées. »

M. Quevenne, dans son remarquable travail sur les ferrugineux, s'exprime ainsi : « Si les globules du sang « se reconstituent ou s'alimentent d'une manière directe « aux dépens de la combinaison de Protéine et de fer qui « existe dans les aliments, c'est une raison puissante de

« rapprocher les ferrugineux de ceux-ci, car alors les « forces représentées par les mots : aliment protéique, « composé ferrugineux, puissance digestive, forment « un tout inséparable qui a pour résultat la nutrition.

« Quoi de plus rationnel alors, dans la chlorose, l'a- « némie, etc., où il s'agit d'accroître les globules du « sang, que de se placer dans les conditions les plus « propres à former cette combinaison. »

Harisson, dans son *Manuel de physiologie*, n'est pas moins explicite à ce sujet. D'après lui, nous avons autant besoin de fer que de combinaisons protéiques pour l'entretien de la santé et de la vie.

Toutes les préparations ferrugineuses ne peuvent pas être également employées à la fabrication de la Protéine ferrée; toutes, en effet, ne se prêtent pas avec une égale facilité à l'action dissolvante du suc gastrique. Nous avons remarqué que plus le fer se rapprochait de l'état naturel, plus la Protéine qui lui était unie avait d'action sur l'économie.

Nous n'entreprendrons pas ici de démontrer l'incontestable avantage qu'il y a à employer le fer en nature, plutôt que toute autre de ses préparations : M. Quévenne l'a établi d'une manière évidente; il est, du reste, d'accord avec l'opinion des anciens médecins et chimistes.

Au dix septième siècle, Stahl dit que le fer métallique, c'est-à-dire pourvu de son phlogistique, devait être plus facilement pénétré par les acides, puisque ce fluide avait la propriété de rendre les corps plus légers en écartant leurs molécules.

Lemery fils disait qu'en se servant du fer à l'état de

Crocus, on employait l'art à gâter la nature. Suivant lui, il ne faut employer que le fer métallique, parceque les acides de l'estomac ont beaucoup plus d'action sur lui.

Quelle est donc la préparation qui, présentant le fer à l'état métallique, doit être préférée pour la Protéine ferrée? La limaille a de grands inconvénients, elle provient des fers du commerce, qui ne sont pas toujours purs : ils renferment souvent de l'antimoine, de l'arsenic ou du cuivre, qui produiraient de fâcheux accidents. Reste donc le fer réduit par l'hydrogène. Cette préparation présente le fer à l'état métallique dans les conditions les plus favorables; il est extrêmement divisé et d'une très grande pureté.

C'est avec le fer réduit par l'hydrogène que nous préparons nos pilules de Protéine ferrée. Chacune d'elles contient 0,05 de fer et 0,10 de Protéine. Ce médicament, présentant le fer sous une nouvelle forme, est appelé à rendre de grands services dans la thérapeutique; avec lui doivent disparaître la plupart des accidents causés par les ferrugineux jusque alors employés. Il est supporté sans fatigue par l'estomac, surtout si on l'administre immédiatement avant chaque repas.

Diverses observations pratiques recueillies à l'hôpital Lariboissière, où les pilules de Protéine ferrée ont été employées avec succès, sont un garant des faits que nous venons d'avancer. L'expérience a démontré que ces pilules devaient être prises au commencement du repas, à doses graduellement croissantes depuis 2 jusqu'à 6 et plus, au besoin, chaque jour.

OBSERVATION Ire

Recueillie par M. Pelletan fils, Externe du service.

La nommée G** (Henriette), âgée de vingt ans, domestique, né à Bourron, près Fontainebleau, est entrée à l'hôpital Lariboissière le 6 octobre 1854. Service de M. Pelletan, salle Sainte-Marie, n° 16.

Il y a environ un an, elle a eu un enfant. Sa santé, jusque alors habituellement bonne, a commencé à s'altérer; les forces se sont perdues peu à peu; la peau devint pâle, les chaires molles; les règles continuèrent à apparaître régulièrement, mais rares, décolorées et accompagnées de fleurs blanches abondantes, qui ne disparaissaient pas entièrement dans l'intervalle des époques menstruelles. En même temps la malade s'affaiblit de plus en plus; elle commença à ressentir des douleurs erratiques dans tous les membres, le dos et la poitrine, des étouffements, des bouffées de chaleur lui montant au visage, des étourdissements, tintements d'oreille, etc. Les digestions devinrent pénibles, les maux d'estomac et les coliques fréquents : l'appétit diminua et finit par disparaître entièrement. Enfin, elle éprouva des palpitations de cœur qui se renouvelaient pour le moindre effort ou à la plus légère impression morale.

A son entrée à l'hôpital, elle présente les mêmes symptômes; elle a le pouls petit, fluctuant, sans fièvre. Pas de toux, cependant; à l'auscultation, la respiration semble un peu obscure au sommet du poumon gauche. Bruits au cœur, il y a presque tintement métallique; bruit de diable dans les carotides.

Traitement. Le 8 octobre, on lui donne le tartrate ferrico-potassique à la dose, de 0,60, et le vin de quinquina.

Le 16, aucune amélioration ; la malade se plaint de constipation et de colique. Eau de Sédlitz et cataplasmes sur le ventre. Une quinzaine de jours s'écoulent encore sans amener de soulagement ; au contraire, les divers symptômes augmentent. Suppression du fer et du quinquina. Il survient un peu de toux, elle est dissipée par l'huile de foie de morue.

Le 10 novembre, on reprend le tartrate de potasse et de fer à la dose de 0,40, ainsi que le vin de quinquina ; mais cette médication reste encore sans résultats : il y a toujours des coliques et de la constipation.

Le 20, on renonce au tartrate pour employer le fer réduit par l'hydrogène à la dose de 0,20 ; mais les coliques, dévoiement, cephalalgie, qui survinrent, forcèrent bientôt à suspendre ce médicament.

Dans cet intervalle, les règles sont venues trois fois à l'époque ordinaire, mais pâles et peu abondantes ; la malade peut à peine se lever, elle passe par une série non interrompue de constipation et de dévoiement, d'amélioration et de rechute. On porte le fer réduit, que l'on a repris, de 0,20 à 0,10, pour l'abandonner bientôt entièrement.

Le 18 décembre, on emploie le lactate de fer à la dose de 0,40, ainsi que le vin de quinquina ; la malade semble supporter un peu mieux cette nouvelle préparation; cependant l'amélioration ne se manifeste pas; il y a toujours des alternatives de constipation et de dévoiement, de la toux; des douleurs erratiques. La malade ne s'affecte pas ; elle mange une à deux portions. Enfin on supprime le lactate de fer le 25 janvier.

Le 4 février, on ordonne les *Pilules de Protéine ferrée de Leprat*. La malade en prend deux le matin et deux le soir, au commencement de ses repas. On voit bientôt, sous l'influence de cette nouvelle médication, le mieux survenir ; les alternatives de constipation et de dévoiement tendent à disparaître, les couleurs reviennent peu à peu, ainsi que les forces. Lcs fleurs blanches ont à peu près cessé, et la malade ne tarde pas à pouvoir se lever sans éprouver d'étourdissements.

Les accidents qui semblent vouloir se prolonger sont les coliques et les céphalalgies. A la fin de février, il survint un accès de fièvre qui ne dura qu'un jour. On donne trois portions à la malade, qui les supporte bien ; elle se lève tous les jours. Elle va se promener, et parle de partir.

Elle sort enfin en très bon état, le 21 mars 1855. Les bruits du cœur avaient disparu et l'auscultation n'indiquait plus rien d'anormal dans les carotides.

OBSERVATION IIe

Recueillie par M. Bourgarel, interne du service.

Le 23 février 1855 est entrée à l'hôpital Lariboisière, salle Sainte-Élisabeth, n° 26, service de M. Pidoux, la nommée C..... (Louise), âgée de dix-neuf ans, brunisseuse.

Cette jeune fille jouissait d'une bonne santé; cependant, dans ces derniers temps, elle a beaucoup travaillé et veillé fort tard. Ses forces ont peu à peu diminué, ses digestions sont devenues mauvaises. Elle a pâli et maigri. Elle éprouve des douleurs d'estomac après ses repas. Elle a de violentes palpitations au cœur, surtout quand elle marche un peu vite. Les règles viennent mal et sont suivies d'un écoulement blanc. Elle a une petite toux sèche qui la fatigue.

A l'auscultation, on ne trouve rien du côté des poumons; au cœur, il y a un bruit de souffle bien prononcé au premier temps; on entend aussi le même bruit dans les carotides.

Traitement. On lui ordonne les *Pilules de Protéine ferrée de Leprat*, 4 par jour, 2 au commencement de chaque repas. Eau de Vichy.

Le 3 mars, la malade est purgée avec une once d'huile de ricin.

Le 9, les forces reviennent un peu; ainsi que l'embonpoint; mais les digestions sont toujours pénibles : il y a un peu de diarrhée. On suspend les pilules, et l'on combat la diarrhée avec le sous-nitrate de bismuth.

Le 11, malaise général, mal de gorge, un peu de fièvre; un petit abcès se forme à l'index de la main gauche.

Le 12, mieux; un bain.

Le 14, on reprend les pilules de Protéine ferrée.

Le 26, les règles reviennent plus colorées et plus abondantes que précédemment.

Le 29, la malade se trouve mieux; elle veut partir, en disant qu'elle suivra le traitement chez elle. Exeat.

Elle a repris de l'embonpoint; les couleurs sont revenues ainsi que les forces. Les digestions sont meilleures. Les bruits du cœur et des carotides ont sensiblement diminué d'intensité; ils doivent disparaître sous peu, si la malade continue le traitement.

OBSERVATION IIIe

Recueillie par M. Bourgarel, interne du service.

CHLOROSE. — AMÉNORRHÉE.

Le 26 mars est entrée à l'hôpital Lariboissière, service de M. Pidoux, salle Sainte-Élisabeth, n° 19, la nommée L..... (Irma-Marie), âgée de dix-huit ans, fleuriste.

Cette jeune fille est réglée depuis deux ans; cependant depuis six mois elle a cessé de l'être; elle n'a pas de pertes blanches. Elle est devenue pâle, les chaires se sont amollies, les fonctions digestives se sont dérangées, elle est obligée de manger souvent, mais peu à la fois; malgré cela les digestions sont pénibles et douloureuses.

La malade, à son entrée à l'hôpital, toussait un peu. Elle avait beaucoup maigri. On l'avait déjà traitée, mais sans succès, par l'huile de foie de morue et le sirop d'iodure de fer. Elle a été obligée de renoncer à ce traitement, qui lui a occasionné une forte diarrhée.

L'auscultation indique un bruit de souffle assez prononcé au cœur et dans les carotides; il n'y a rien dans les poumons. Il y a toujours de la diarrhée, et les douleurs gastralgiques sont très vives.

Traitement. On commence par faire prendre à la malade le sous-nitrate de bismuth, qui arrête le dévoiement.

Le 2 avril, on lui ordonne les *Pilules de Protéine ferrée de Leprat*, à la dose de 4 par jour, en deux fois, au commencement des repas. Elles sont bien supportées par l'estomac.

Le 17, elle en prend 6, toujours sans fatigue.

Le 19, apparition des règles. Elles sont précédées d'un peu de fièvre; la malade est contente, elle se croit déjà guérie. Le sang ne coule que pendant quelques heures; mais il est assez coloré.

Le 20, un peu de fièvre; synapismes, cataplasmes sur le ventre.

Le 21, les règles reparaissent de nouveau et durent ainsi jusqu'au 23, jour où elles finissent.

Le 26, exeat.

L'état général est bon, la peau suffisamment colorée, les digestions sont bonnes, les maux d'estomac ont disparu, les bruits du cœur et des carotides ont presque entièrement cessé.

Nous n'ajouterons qu'un mot comme conclusion : Dans les observations que nous venons de citer et qui ont été faites dans les hôpitaux, c'est-à-dire dans les circonstances les plus défavorables, ainsi que dans celles que nous avons recueillies ailleurs, nous voyons que les pilules de Protéine ferrée ont promptement fait sentir leur influence salutaire ; le mieux s'est généralement manifesté quelques jours après le commencement du traitement, et les malades n'ont jamais éprouvé ces douleurs et pesanteurs d'estomac que l'on observe si souvent quand on emploie les autres ferrugineux.

Nous croyons donc avoir ajouté un bon médicament à ceux que la matière médicale, si riche en préparations ferrugineuses, possède déjà.

4860. — Paris, imp. Guiraudet et Jouaust, 338, r. S.-Honoré.

www.ingramcontent.com/pod-product-compliance
Ingram Content Group UK Ltd.
Pitfield, Milton Keynes, MK11 3LW, UK
UKHW020501220726
13923UKWH00006B/2688

9 782019 286538